BEI GRIN MACHT SICH IHR WISSEN BEZAHLT

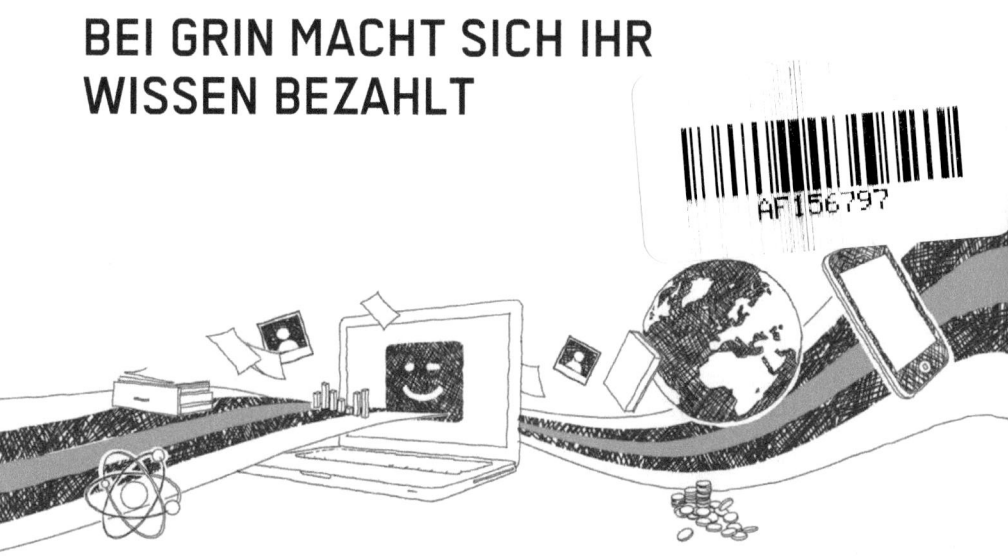

- Wir veröffentlichen Ihre Hausarbeit, Bachelor- und Masterarbeit

- Ihr eigenes eBook und Buch - weltweit in allen wichtigen Shops

- Verdienen Sie an jedem Verkauf

Jetzt bei www.GRIN.com hochladen und kostenlos publizieren

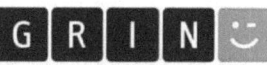

Bibliografische Information der Deutschen Nationalbibliothek:

Die Deutsche Bibliothek verzeichnet diese Publikation in der Deutschen National-
bibliografie; detaillierte bibliografische Daten sind im Internet über http://dnb.d-
nb.de/ abrufbar.

Impressum:

Copyright © 2018 GRIN Verlag
Druck und Bindung: Books on Demand GmbH, Norderstedt Germany
ISBN: 9783346144867

Dieses Buch bei GRIN:

https://www.grin.com/document/538100

Rouven Samson

Pharmakogenetik. Das individuelle Genom bei der Medikamentenvergabe

Welche Chancen ergeben sich durch die pharmakogenetische Forschung? Was sind mögliche Risiken?

GRIN Verlag

GRIN - Your knowledge has value

Der GRIN Verlag publiziert seit 1998 wissenschaftliche Arbeiten von Studenten, Hochschullehrern und anderen Akademikern als eBook und gedrucktes Buch. Die Verlagswebsite www.grin.com ist die ideale Plattform zur Veröffentlichung von Hausarbeiten, Abschlussarbeiten, wissenschaftlichen Aufsätzen, Dissertationen und Fachbüchern.

Besuchen Sie uns im Internet:

http://www.grin.com/

http://www.facebook.com/grincom

http://www.twitter.com/grin_com

Einsendearbeit im Studiengang MHMM

Wahlthema:
Pharmakogenetik

Name: Samson

Vorname: Rouven

Gewähltes Thema: Modul 5, Thema 1

Inhaltsverzeichnis

1. Einleitung

Im Rahmen zu meinem Masterstudiengang zum Master in Health and Medical Management an der Friedrich-Alexander-Universität ist es vorgesehen im dritten Semester eine Hausarbeit zu einem vorgegebenen Wahlthema zu erarbeiten. Gewählt habe ich das Thema Pharmakogenetik.

1.1 Thema

Modul 5, Thema 1: Pharmakogenetik

Die Pharmakogenetik untersucht den Einfluss des Erbguts auf den Stoffwechsel und somit die Wirksamkeit von Medikamenten. Dies erlaubt eine personalisierte Dosierung der Arzneimittel zur Vermeidung von Unter- oder Überdosierungen. Der Zusammenhang der genetischen Ausstattung von Patienten mit der Wirksamkeit einiger Medikamente ist dabei schon länger bekannt. Aktuelle Forschung hat die Aufschlüsselung der genetischen Variabilität der Arzneimittelwirksamkeit auf breiter Basis zum Inhalt. Erkenntnisse fließen dabei in die Medikamentenentwicklung und die Individualisierung der Pharmakotherapie ein.

1.2 Aufgabenstellung

Geben Sie in Ihrer Arbeit eine Übersicht zur Entwicklung der Pharmakotherapie. Welche Chancen ergeben sich durch die pharmakogenetische Forschung? Was sind mögliche Risiken? Muss zukünftig das individuelle Genom entschlüsselt werden, bevor Medikamente verordnet werden können?

2. Themenrelevanz

Ob im privaten Einsatz, beim Hausarzt oder in der klinischen Therapie kommen tagtäglich verschiedene Substanzen über unterschiedliche Applikationswege zum Einsatz. Der Einsatz von Medikamenten ist in unserer Gesellschaft etwas Alltägliches.

2.1 Medikamente im privaten Umfeld

Im privaten Haushalt befinden sich meist z.b. eine Auswahl an Schmerzmittel wie Aspirin (Acetylsalicylsäure), Paracetamol oder auch Voltaren (Diclofenac). Die schnelle Pille gegen Kopfschmerzen oder anderes Wehklagen ist gesellschaftlich akzeptiert und nichts Besonderes, dennoch ist es die Einnahme einer chemischen Substanz, die nicht ohne Regeln eingenommen werden dürfen, um schädliche Wirkungen zur vermeiden.

„Alle Dinge sind Gift und nichts ohne Gift; allein die Dosis macht, dass ein Ding kein Gift ist" (Paracelsus, 1538)[1]

Auch die Medikamente der hausärztlichen Versorgung sind gesellschaftlich nichts Unbekanntes, viele haben Angehörige oder Bekannte im direkten Umfeld oder sind sogar selbst regelmäßig Einnehmer von Medikamenten wie z.b. blutdruckregulierende Substanzen, Blutzuckersenker oder auch Hormone wie das L-Thyroxin bei der Hypothyreose.

2.2 Medikamente im klinischen und präklinischen Umfeld

In der klinischen und in der präklinischen Versorgung ist die medikamentöse Therapie ein zentrales Mittel zur direkten oder indirekten Einflussnahme auf bestimmte Symptome und Erkrankungen. Wobei die Präklinik nochmals einen gesonderten Status gegenüber des klinischen Bereiches Beachtung findet.

„Die Kriterien des klinischen Bereichs lassen sich nicht ohne weiteres auf den Rettungsdienst übertragen. Aus diesem Grund findet eine Arzneimittelauswahl statt, die sich an den Bedürfnissen der präklinischen Notfallmedizin orientiert".[2]

---

[1]   Claus-Jürgen Estler, Harald Schmidt, Pharmakologie und Toxikologie für Studium und Praxis, 1 Allgemeine Pharmakologie und Toxikologie, 1.1 Begriffsbestimmungen, Seite 2, Schattauer GmbH, Stuttgart 2007, 6.Auflage

[2]   M. Bastigkeit, Medikamente in der Notfallmedizin, 6., durchgesehene Auflage, Auswahl der Arzneimittel, Seite 16, Stumpf & Kossendey, Edewecht Wien 2003

Aufgrund der aktuellen Vorgaben aus Leitlinien verschiedener medizinischer Fachgesellschaften sowie den Erfahrungswerten des ärztlichen Leiters des entsprechenden Einsatzgebietes muss eine entsprechende Auswahl an Medikamenten für den Notfallrettungsdienst getroffen werden, um logistisch, aber auch wirtschaftlich die erforderlichen Medikamente am Einsatzort zur Verfügung zu haben, ohne einen zu großen Medikamentenverfall durch Vorratslagerung von selten eingesetzten Präparaten zu verursachen. Aufgrund der geringen Lagerkapazität in einem Einsatzfahrzeug und im Notfallrucksack, erklärt sich eine notwendige Auswahl an Medikamenten.

2.3 Gesellschaftliches Umfeld

Durch die Größe der gesellschaftlichen Anforderungen, der zur Verfügung stehenden Substanzen und der immer weiteren Erkenntnisgewinnung der pharmakologischen Forschung erklärt sich somit die Relevanz der Pharmakologie.

In allen Lebensbereichen treffen wir auf Medikamente, die Krankheiten verhindern, lindern, aufhalten, Symptomatiken verbessern und auch heilen. Es betrifft alle Altersstufen und im Verlauf eines Lebens ist es wohl nur den wenigsten gelungen, sich dessen zu entziehen. Hierzu kommen die Herausforderungen der verschiedenen Lebensabschnitte, da sich das Körpergewicht von klein zu groß verändert, wiewohl auch das Alter eine zentrale Rolle beim Verstoffwechseln von Medikamenten spielt und sich damit die Wirksamkeit verändert.

3. Entwicklung der Pharmakotherapie

Die Therapie mit Stoffen oder Arzneimitteln ist ein wissenschaftlicher Bereich der Pharmakologie und entwickelt sich auf der pharmakologischen Forschung. Stoffe werden analysiert, getestet, entwickelt, kombiniert und deren Wirksamkeit erforscht.

3.1 Pharmakon

„Der Begriff „Pharmakon" stammt aus dem Griechischen und bedeutet Arznei, Droge oder Gift".[3]

---

[3] FAU Erlangen-Nürnberg, Medizinische Fakultät und LS Gesundheitsmanagement HERZ MHMM® 2017 Lehrbrief 141 Pharmakologie und Toxikologie, 141.1 Einführung in die Pharmakologie und Toxikologie 14.1.1. Grundbegriffe Seite 4

3.2 Paracelsus

Paracelsus hat es entsprechend beschrieben, es handelt sich hierbei um einen Stoff, eine Substanz, die hilfreich oder giftig sein kann. Paracelsus ging sogar noch weiter, indem er sagte:

„Alle Dinge sind Gift und nichts ohne Gift; allein die Dosis macht, dass ein Ding kein Gift ist" (Paracelsus, 1538)[4]

Wenn man dieses auf die heutige Gesellschaft überträgt, könnte man annehmen, dass die Zufuhr von zu vielen Lebensmitteln schädlich ist = Adipositas Patienten. Aber es besagt auch weiter, dass die Zufuhr eines falschen Stoffes schädlich ist, wie z.b. Zucker = Diabetes mellitus Patienten Typ II.

Wie lange mag es gedauert haben, bis wir die Erkenntnis erlangten, dass die Feder beim Essen im Römischen Reich nicht der richtige Weg ist, um die Völlerei fortzuführen und der sogenannte „Wohlstandbauch" ein Zeichen von Wohlstand war.

Heute wissen wir, dass wir über die Aufnahme von Lebensmitteln unsere eigene Gesundheit und die Gesunderhaltung beeinflussen. Diese Erkenntnis verdanken wir der Forschung und auch denen, die sich den Stoffen entsprechend ausgesetzt haben. Es ist dabei erforderlich, die richtige Frage zu stellen und mit der entsprechenden notwendigen Forschung zu beginnen. Jedoch ist es auch in der heutigen Zeit noch ein langer und kostenintensiver Weg, bis neue Stoffe in dieser konkreten Fragestellung als Arzneistoffe zugelassen werden können.

3.3 Arzneimittelentwicklung

„Die Entwicklung neuer Arzneistoffe ist ein langwieriger Prozess, für den heute Kosten von 300 bis 500 Millionen EUR angegeben werden und der im Durchschnitt 12 Jahre dauert". [5]

Der Weg einer Studie mit dem Zweck einer Zulassung eines neuen Arzneistoffes oder Medikamentes läuft über mehrere Studienphasen:

---

[4]   Claus-Jürgen Estler, Harald Schmidt, Pharmakologie und Toxikologie für Studium und Praxis, 1 Allgemeine Pharmakologie und Toxikologie, 1.1 Begriffsbestimmungen, Seite 2, Schattauer GmbH, Stuttgart 2007, 6.Auflage.

[5]   Thomas Herdegen et all, Kurzlehrbuch Pharmakologie und Toxikologie 2.6 Arzneimittelentwicklung und Pharmakovigilanz, Seite 29, Georg Thieme Verlag, Stuttgart 2010, 2.Auflage.

Als erstes muss eine Beantragung auf Zulassung eines entsprechenden Stoffes oder einer Substanz für die Studienphase I erfolgen. Dabei ist es nicht relevant, ob ein Stoff durch Zufall oder durch unterschiedliche Variationen bisher bekannter Verbindungen auf alte und neue Wirkungen geprüft wird.

Die Phasen werden wie folgt beschrieben:

Phase-I-Studie: Sie ermitteln an in der Regel gesunden Probanden das pharmakokinetische Verhalten der Substanz, ihre Verträglichkeit und die pharmakodynamischen Wirkungen.

Phase-II-Studie: Hier wird der Arzneistoff erstmalig Patienten gegeben mit dem Ziel der Dosisfindung.

Phase-III-Studie: Sie soll das Nebenwirkungsprofil dokumentieren und weitere Informationen zur therapeutischen Wirksamkeit liefern.

Phase-IV-Studie: Gemäß dem „Law of Three" sind immer dreimal mehr Patienten als die reziproke Auftrittswahrscheinlichkeit einer unerwünschten Arzneimittelwirkung (UAW) notwendig, um eine UAW aufzudecken [6]

Der Weg vom Stoff zum zugelassenen Medikament erläutert sehr gut, warum die Pharmakologie sich zum eigenen wissenschaftlichen Bereich entwickeln musste. Die hohen Anforderungen sind notwendig, um überprüfbare Ergebnisse zu entwickeln, aus denen weitere Forschung und somit eine Weiterentwicklung erst möglich gemacht wird. Sinnbildlich beschrieben kann ein Kochrezept z.B. nur so gut sein, wie die Entstehung und die einzelnen Schritte der verbundenen Stoffe beschrieben wurde. Hierbei kommt es aber nicht nur auf die verwendenden Stoffe an, sondern auf alle relevanten Faktoren im Entstehungsprozess wie die Angabe der detaillierten Mengenangaben, Zeitpunkte, Temperaturen, etc…

Wenn einem dieser Umstand bewusst wird, versteht man im Ansatz, was heutzutage im Labor für eine Forschung betrieben wird. Dieses erklärt auch, warum der personelle, Zeit- und Finanzaufwand so hoch sind. Durch eine sehr genaue Präzision, die wir durch die Labortechnik erlangt haben, steht der Wissenschaft eine unglaubliche Anzahl an Forschungsergebnissen, Stoffen und Variationen zur Verfügung und treibt damit weltweit die weitere Forschung tagtäglich voran. Deren Erkenntnisse zu Grunde gelegt, erfolgen Therapieempfehlung wie Dosierungen und deren Wirksamkeit des erforschten Stoffes und tragen damit zur Anwendungssicherheit für die Patienten bei. Durch die Phase-IV-Studie sind die zu

---

[6] Vgl: Thomas Herdegen et all, Kurzlehrbuch Pharmakologie und Toxikologie 2.6 Arzneimittelentwicklung und Pharmakovigilanz, Seite 29, Georg Thieme Verlag, Stuttgart 2010, 2.Auflage.

erwartenden Nebenwirkungen in der Häufigkeit, soweit bisher aufgetreten, er-
mittelt und führen schlussendlich zum geeigneten Therapiemuster. [7]

3.4 Evidenzbasierte Medizin

Ergänzend hierzu gibt es die Evidenzbasierte Medizin (EBM), die in der klinischen aber auch präklinischen Therapie ihre Relevanz in der Form weiterer Studien hat. Wie der Name schon sagt, geht es um eine Evidenzüberprüfung. Hier-
für wird eine Studienart genutzt, um Ergebnisse in ihrer Wirksamkeit am Probanden zu überprüfen.

„Die EBM überträgt wissenschaftliche Methoden auf die klinische Praxis. Studien zu Medikamenten werden im Bezug auf ihre Aussage und Aussagekraft
miteinander vergleichen, um eine Empfehlung zur Behandlung nach gegenwär-
tigen Studienlage zu geben. Die Aussagekraft von Studien oder Publikationen
ist unterschiedlich, je nachdem mit welcher Methodik gearbeitet und wie Daten
erhoben wurden. Die EBM vergibt fünf verschiedene Klassen von Evidenten.
Die höchste Evidenz hat die Kategorie 1a, das ist eine Meta-Analyse von rand-
omisierten, kontrollierten, doppelblinden Studien, dem Goldstandard in der klinischen Forschung. EBM-Artikel sind in der Cochraine Libary
/http://www.cochrane.org/) einsehbar. Arzneistoffe werden im Vergleich mit anderen Arzneistoffen oder, soweit ethisch vertretbar, im Vergleich mit einem Pla-
cebo getestet. Es werden bestimmte Ereignisse als Endpunkt für die Studie fest-
gelegt, wie Laborwerte (z.B. Blutdruck) oder sog. „harte Endpunkte" wie To-
desfälle oder Krankenhausweinweisungen. Für eine Nutzen-Risiko-Bilanzie-
rung gibt es einige wichtige Größen, deren Bedeutung verstanden werden
muss".[8]

4. Mögliche Risiken

Wenn man die Pharmakologie betrachtet, die Entstehung eines neuen Stoffes,
die Variabilität der Stoffe und die nicht aufhörende weitere Bestrebung hin zu
Verbesserungen müssen natürlich auf Risiken treffen. Diese sind in der Stoffer-
probung als Nebenwirkung vor der Medikamentenzulassung, falls in der Breite

---

[7] Vgl: Klaus Aktories, Ulrich Förstermann, Franz Hofmann, Klaus Starke at all, Allgemeine und
spezielle Pharmakologie und Toxikologie, 1.4 Wirkung des Organismus auf Pharmaka:
allgemeine Pharmakokinetik, Seite 32, Elsevier GmbH, München 2017, 12.Auflage.

[8] Thomas Herdegen et all, Kurzlehrbuch Pharmakologie und Toxikologie 2.7. Evidenzbasierte Medizin (EBM), Seite 30, Georg Thieme Verlag, Stuttgart 2010, 2.Auflage.

aufgetreten, aufgeführt. Ein Restrisiko, so wurde mir mal von einem befreunde-
ten Pharmakologen gesagt, bleibt immer.

4.1 Allergien

Es kann z.b. individuelle Stoffunverträglichkeiten beim Patienten geben. Auch
hier der sinnbildliche Vergleich in der eigenen Küche: der Kuchen kann perfekt
sein hinsichtlich Rezept, Zusammensetzung und im Entstehungsprozess von der
richtigen Reihenfolge des Rezeptes und der verwendeten Temperatur, wenn jedoch derjenige individuell auf Mandeln, die im Kuchen verarbeitet sind, aller-
gisch reagiert, ist das ein individuelles Risiko das nichts mit dem eigentlichen
Kuchen zu tun hat. Das größte Risiko ist demnach auch der eigentliche Einneh-
mende selbst. Jedes Individuum hat andere, für sich geltende, Voraussetzungen,
die als Restrisiko nicht vollumfänglich abzuschätzen sind und damit auch die
Wirksamkeit nicht immer wie vorgesehen garantiert ist. Zu bedenken dabei ist,
dass es bei einer allergischen Reaktion nicht auf die Menge des Allergens allein
ankommt; es handelt sich um eine Autoimmunreaktion, die auch schon bei der
kleinsten Menge ein großes Breitspektrum an Symptomatik auslösen und zur
Lebensgefahr führen kann.

„Allergien werden durch das Immunsystem vermittelt und sind von den genetisch bedingten unerwünschten Arzneimittelnebenwirkungen (UAW) abzugren-
zen. Im Gegensatz zu den toxischen Nebenwirkungen treten bei Allergien die
üblichen Dosis-Wirkungs-Beziehungen nicht zu, da schon geringste Mengen
ausreichen, die multiplen Manifestationen der Allergie auszulösen".[9]

4.2 Wechselwirkungen

Auch Wechselwirkungen zu anderen Stoffen sind dabei denkbar und können
ggf. nicht jedes für sich einzeln, aber in Kombination zu unterschiedlichen Reaktionen oder auch Unverträglichkeiten führen.

---

[9]   Claus-Jürgen Estler, Harald Schmidt, Pharmakologie und Toxikologie für Studium und
      Praxis, 1 Allgemeine Pharmakologie und Toxikologie, 1.4.2 Arzneimittelallergie, Seite
      50, Schattauer GmbH, Stuttgart 2007, 6.Auflage

„Als Interaktionen (Wechselwirkungen) bezeichnet man die quantitative und qualitative Änderung der Wirkung eines Arzneimittels durch eine zweite Substanz".[10]

Wenn man sich z.b. vorstellt, dass ein Medikament Gefäße eng stellt, wie das Noradrenalin, und ein weiteres Medikament, wie z.b. das Nitrolingual Gefäße weit stellt, dann lässt es sich ganz gut verstehen, dass diese beiden sich nicht miteinander vertragen. Bei diesem Beispiel braucht man sich also nicht über Blutdruckschwankungen wundern, je nachdem welches Medikament zu welchem Zeitpunkt die höchste Potenzwirkung erzielt und über welchen Applikationsweg es zur Wirkung kommen soll. Wenn Patienten in ihrer eigenen Hausapotheke Stoffe einnehmen, ohne sich beraten zu lassen, können ebenfalls solche Wechselwirkungen auftreten. Ein weiteres Risiko ist die Stoffwirksamkeit in Bezug auf das Lebensalter. Während bei Kindern in der Größenabhängigkeit eine viel geringere Stoffmenge zum Erwachsenen benötigt wird, ist auch zu beachten, dass der Organismus eines Kindes sich noch im Aufbau befindet und der Stoffwechsel entsprechend differenziert zum Erwachsenen betrachtet werden muss. Die Wirksamkeit kann hierdurch verändert sein, auch im Alter können ein verlangsamter Stoffwechsel, Leber-, Darm- und Nierenvorbelastungen unterschiedliche Einflussfaktoren zu der Wirkungsweise, Verstoffwechselung und Stoffabbau bilden.

Das Lebensalter stellt eine wichtige Variable in der Pharmakokinetik und bei den Arzneimittelwirkungen dar.[11]

4.3 Variabilität

Zu den weiteren Risiken gehört die Variabilität, die einen großen Einfluss auf die Wirksamkeit der Stoffe mit sich bringt. Bei einigen Stoffen ist es wichtig eine regelmäßige Einnahme durchzuführen, um eine entsprechende Wirkung kontinuierlich aufrecht zu erhalten, wie z.b. bei blutdruckregulierenden Stoffen. Es ergibt in diesem Fall wenig Sinn, den Blutdruck entsprechend einzustellen, wenn durch unregelmäßige Einnahme extreme Blutdruckschwankungen als

---

[10] Claus-Jürgen Estler, Harald Schmidt, Pharmakologie und Toxikologie für Studium und Praxis, 1 Allgemeine Pharmakologie und Toxikologie, 1.4.3 Arzneimittelaktionen, Seite 51, Schattauer GmbH, Stuttgart 2007, 6.Auflage
[11] Vgl: Claus-Jürgen Estler, Harald Schmidt, Pharmakologie und Toxikologie für Studium und Praxis, 1 Allgemeine Pharmakologie und Toxikologie, 1.3 Pharmakokinetik, Einfluss des Lebensalters auf die Pharmakokinetik, Seite 43-45, Schattauer GmbH, Stuttgart 2007, 6.Auflage

Folge auftreten. Ein regelmäßiger Wirkstoffspiegel ist hier wichtig, um den gewünschten Therapieerfolg auch zu erreichen. Der Zeitpunkt der Einnahme entscheidet sozusagen zwischen einer zeitweisen Unterdosierung des entsprechenden Stoffes am Erfolgsorgan und einer Überdosierung des entsprechenden Stoffes am Erfolgsorgan. Als weiteres Beispiel kann auch die sogenannte Antibabypille benannt werden, die ebenfalls nur bei regelmäßiger Einnahme als Verhütungsmittel eine gute Wirksamkeit ermöglicht. Aber nicht nur die Einnahme ist für einen Therapieerfolg entscheidend, sondern auch weitere zu berücksichtigende Faktoren. Claus-Jürgen Estler und Harald Schmidt haben in Ihrem Werk Pharmakologie und Toxikologie sehr übersichtlich 5 verschiedene Einflussgrößen für die Variabilität der Arzneimittelwirkung beschrieben:

„

- Variabilität bei der Einnahme
- Variabilität bei der Freisetzung
- Variabilität der Pharmakokinetik
- Variabilität am Wirkungsort
- Folgen der Variabilität

Die Entstehung einer (un-)erwünschten Arzneimittelwirkung ist das Resultat einer Kette von Ereignissen, die sich in 5 verschiedene Prozesse gliedern lassen. Dieser Ablauf dieser Ereignisse bestimmt deshalb Therapieerfolg (Effectiveness) und Therapieversagen (Nonresonse). Jeder dieser Prozesse unterliegt einer erheblichen Variabilität, wodurch sich der Dosisbedarf um einige Größenordnungen unterscheiden kann. Diese Unterschiede sind bereits intraindividuell (innerhalb des Einzelpatienten) oft erheblich, jedoch interindividuell (zwischen verschiedenen Patienten) besonders groß".[12]

5. Chancen der pharmakogenetische Forschung

Wenn man die Themenrelevanz betrachtet, wie wichtig Medikamente in der heutigen Gesellschaft sind, dazu die Errungenschaften und die stetige Weiterentwicklung der bisherigen Forschung und deren Erkenntnisse, ist es erneut erstrebenswert, einen Schritt weiter zu gehen in Richtung der genetischen Medikamentenforschung (Pharmakogenetik).

---

[12]   Claus-Jürgen Estler, Harald Schmidt, Pharmakologie und Toxikologie für Studium und Praxis, 22 Interindividuelle Variabilität der Arzneimittelwirkung, 22.1 Wo entsteht Variabilität? Seite 1049-1053, Schattauer GmbH, Stuttgart 2007, 6.Auflage

5.1 Ursprung der Pharmakogenetik

Pythagoras war es, der im 6. Jahrhundert erste Beobachtungen gemacht haben soll: Es ergaben sich unterschiedliche Reaktionen auf den Verzehr einer gewissen Bohnenart, wobei es erstaunlich war, dass nicht alle Mitesser gleichfalls eine Symptomatik oder Auffälligkeit in der Verträglichkeit aufzeigten. Auch wenn zu diesem Zeitpunkt noch unbewusst, zeigte sich hier ein genetischer Unterschied von einzelnen Personen zu der Reaktion auf einen bestimmten Stoff.

„Der Ursprung der Pharmakogenetik geht zurück ins 6. Jahrhundert vor Christus, als Pythagoras beobachtete, dass einige Menschen schwere Unverträglichkeitsreaktionen nach Genuss der sogenannten Ackerbohne aufwiesen, wohingegen die meisten Menschen diese problemlos zu sich nehmen konnten. Erst in den 1940er Jahren postulierte erstmalig William Boyd einen genetischen Zusammenhang. Mittlerweile weiß man, dass ein Teil der Menschen aufgrund eines Enzymdefekts die Inhaltsstoffe bzw. die Abbauprodukte der Ackerbohne nicht verwerten können. Die Tatsache, dass die hohe interindividuelle Variabilität der Arzneimitteltherapie auch teilweise genetisch bedingt ist, wurde erstmalig 1957 beschrieben".[13]

5.2 Möglicher Nutzen und derzeitige Anwendung

Dazu möchte ich auf die im Abschnitt mögliche Risiken beschrieben Punkte ergänzend eingehen.

Wir wissen, dass die Wirksamkeit eines Stoffes unterschiedlich sein kann und Risiken mit sich bringt, dazu kommen individuelle Einflussfaktoren: individuelle Stoffverträglichkeit (Nebenwirkung, Wechselwirkungen, Allergene), Alter des Einnehmenden, die Genderfrage (Unterschiede bei Mann und Frau), individueller Stoffwechsel und andere beeinflussende Faktoren. Auch die Patienten-Compliance oder die beschriebenen Faktoren der Variabilität werden individuell durch den Einnehmenden beeinflusst. An dieser Stelle halte ich folgende Frage für angemessen: Ist es nicht erforderlich, individuelle Stoffe zu entwickeln, wenn wir mit der herkömmlichen Forschung eher Allgemeinprodukte entwickeln, deren Wirksamkeit so unterschiedliche Ergebnisse aufzeigen kann auf jeden einzelnen Anwender?

---

[13]   FAU Erlangen-Nürnberg, Medizinische Fakultät und LS Gesundheitsmanagement HERZ
MHMM® 2017 Lehrbrief 141 Pharmakologie und Toxikologie, 141.4.1 Historie Seite 25

„Die Therapie könnte oft wirksamer sein und Nebenwirkungen könnten vielfach verhindert werden, wenn es gelänge, die Dosierungen den jeweiligen Bedürfnissen des Patienten individuell anzupassen".[14]

Die pharmakogenetische Forschung bietet uns theoretisch die individuelle Anpassung und Entwicklung von Medikamenten auf den individuellen Einnehmenden angepasst. Ggf. könnten allergene Stoffe durch andere Botenstoffe oder Kombinationen ersetzt werden, deren Wirksamkeit an den individuellen Metabolismus des Einnehmenden angepasst sind. Prinzipiell könnte das der neue Weg sein, eine hohe Wirksamkeit unter Umgehung von Nebenwirkungen und Wechselwirkungen zu erreichen. Eine Therapie, die ohne Überdosierung ressourcensparend agieren könnte, wobei der individuelle Zeit/Kosten Faktor zu dem heutigen Stand der Forschung nur schwer umsetzbar ist. Mit fortschreitender Forschung und veränderten und vereinfachten Forschungssystemen könnte es in jedoch ein sehr erfolgreicher Weg der medikamentösen Therapie in der Zukunft sein.

„Ende des Jahres 2015 waren in Deutschland etwa 184 gentechnisch hergestellte Arzneimittel zugelassen. Zur Herstellung dieser Proteine werden Bakterien (meist Escherichia coli) mit einem geeigneten Expressionsvektor transfiziert. Sie exprimieren dann das gewünschte Gen und produzieren das entsprechende Protein. Gelingt die Expression in Bakterien nicht oder stellen Bakterien kein korrekt gefaltetes oder modifiziertes Protein her, so exprimiert man das gewünschte Gen in Hefen oder kultivierten Säugerzellen. Die Molekularbiologie erlaubt weiterhin, humane Proteine zu Erhöhung ihres therapeutischen Nutzens zu verändern, man spricht von „Muteinen" (mutierten Proteinen). Man kann auch chimäre Proteine herstellen (z.B. Proteine mit Anteilen von Maus und Mensch)".[15]

Derzeit sprechen wir hier von 184 genetisch hergestellten Arzneimitteln, die jedoch noch nicht individuell für einen einzelnen Anwender hergestellt wurden. Jedoch zeigt dieses Beispiel sehr deutlich, welch positiven Einfluss die pharmakogenetische Forschung bereits aufzeigen konnte. Inzwischen haben sich drei Teilgebiete in der Anwendung der Gentherapie entwickelt:

---

[14] Claus-Jürgen Estler, Harald Schmidt, Pharmakologie und Toxikologie für Studium und Praxis, 1 Allgemeine Pharmakologie und Toxikologie, 1.4 Variabilität von Arzneimittelwirkungen Seite 45, Schattauer GmbH, Stuttgart 2007, 6.Auflage

[15] Klaus Aktories, Ulrich Förstermann, Franz Hofmann, Klaus Starke at all, Allgemeine und spezielle Pharmakologie und Toxikologie, 1.3.1 Gentechnisch hergestellte Arzneistoffe (Proteine) Seite 24, Elsevier GmbH, München 2017, 12. Auflage.

„Anwendungsmöglichkeiten dieser neuen Therapieformen ergeben sich vor allem auf drei Gebieten:

- Bei den klassischen Erbkrankheiten mit isoliertem Einzelgendefekt,
- Bei multifaktoriellen genetischen Erkrankungen (z.b. Tumoren, Herz- und Kreislauferkrankungen) und
- Bei bestimmten erworbenen Erkrankungen (z.b. chronischen Infektionskrankheiten)".[16]

5.3 Therapieansatz: Erbkrankheiten

Erbkrankheiten zu therapieren ist für den eigentlichen Patienten selbst nicht gedacht, vielmehr geht es darum, weitere Nachkommen vor Gendefekten zu schützen. Das Verfahren hierzu ist ein direkter genetischer Eingriff. Berichten zufolge ist dieses Verfahren derzeit noch mit hohen Zahlen an Misserfolgen gegenüber einzelnen Erfolgen beschrieben. Es ist daher leicht nachvollziehbar, dass solch ein unsicheres Verfahren in mehreren Ländern nicht am Menschen erlaubt ist. Dennoch versteckt sich hier ein sehr großes Potential, gewisse Erbkrankheiten langfristig zu minimieren und bereits bei geringer Symptomatik ein Auftreten für folgende Generationen zu unterbinden.

„Eine Behandlung von Erbkrankheiten auch für Folgegenerationen setzt gentherapeutische Eingriffe in die Keimbahn voraus (Keimbahntherapie). Hier müsste das korrekte Gen in ein genetisch defektes Individuum so eingebracht werden, dass es dieses und auch seine Nachkommen von der Krankheit befreit. Das klingt attraktiv und ist bei verschiedenen Tierspezies auch gelungen. Doch bedarf bei den Tieren eine erfolgreiche Genbehandlung mehrerer Generationen, und einmalige Erfolge gehen mit großen Zahlen an nicht gelungenen Versuchen einher. Ein solches Szenario ist beim Menschen ethisch inakzeptabel. Die Keimbahntherapie beim Menschen ist daher in vielen Ländern – so auch in Deutschland, Österreich und der Schweiz – gesetzlich verborten".[17]

---

[16] Klaus Aktories, Ulrich Förstermann, Franz Hofmann, Klaus Starke at all, Allgemeine und spezielle Pharmakologie und Toxikologie, 1.3 Medizinische Gentechnologie und Gentherapie, 1.3.5 Anwendung der Gentherapie, Seite 30, Elsevier GmbH, München 2017, 12. Auflage.

[17] Klaus Aktories, Ulrich Förstermann, Franz Hofmann, Klaus Starke at all, Allgemeine und spezielle Pharmakologie und Toxikologie, 1.3 Medizinische Gentechnologie und Gentherapie, 1.3.3 Therapeutischer Gentransfer, Seite 27, Elsevier GmbH, München 2017, 12. Auflage.

5.4 Therapieansatz: Monogener Erkrankungen

Bei der Anzahl an Krankheitsgenen ist die pharmakogenetische Forschung der richtige Ansatz für derzeit vermuteten ca. 3000 vorherrschenden Formen von monogenen Erbkrankheiten. Nicht nur die Analyse und Isolierung des erkrankten Gens wären dabei die Herausforderung, es ist auch noch das richtige Verfahren notwendig, um das 100% richtig passende „gesunde" Gen an die vorherige Stelle zu platzieren, an der das monogen veränderte „kranke" Gen erkannt und entnommen wurde.

„Man kennt über 1000 menschliche Krankheitsgene. Diese sind verantwortlich für ein Drittel der vermuteten 3000 monogenen Erbkrankheiten. Die Vorstellung, durch den Einsatz eines kranken Gens eine Krankheit heilen zu können, klingt verlockend und in der Tat sind hier Erfolge der Gentherapie zu verzeichnen. Das eigentliche Therapieziel wäre dabei den Genersatz für das defekte oder fehlende Gen, d.h., das Defektgen müsste selektiv aus dem Genom herausgeschnitten und das normale Gen an exakt der gleichen Stelle eingesetzt werden können. Nur ein solchermaßen durch homologe Rekombination ist jedoch sehr schwierig. Die gegenwärtig meist angewendeten Methoden erlauben lediglich eine Genaddition mit transienter (oder im Fall retroviraler Vektoren zufällig integrierter) Genexpression. Die Genome-Editing-Techniken eröffnen aber den Weg zu einer genauen Reparatur mutierter Gene".[18]

5.5 Therapieansatz: Polygene Erkrankungen

Im Gegensatz zu den „polygenen" Erkrankungen sind „monogene" Erkrankungen wohl in ihrer Häufigkeit selten vorherrschend. Hier zeigt sich ein deutliches Interesse der Forschung da es natürlich spannender ist, sich mit einer Vielzahl an Genen zu beschäftigen, als nur mit einem defekten Gen. Je komplexer und vielseitiger die Problematik ist, desto größer ist wiederum auch der Aufwand für die Forschung, Analyse und Erkenntnis zu den betroffenen Genen. Es wird unter anderem als sehr herausfordernd beschrieben.

„Ein-Gen-Erbkrankheiten sind vergleichsweise selten. Ärzte sind verständlicherweise an der Behandlung der viel häufigeren, mit zahlreichen Genen verknüpften „polygenen" Krankheiten interessiert. Analysen multifaktorieller Krankheiten haben sich aber als extrem schwierig erwiesen. Es sind viele

---

[18] Klaus Aktories, Ulrich Förstermann, Franz Hofmann, Klaus Starke at all, Allgemeine und spezielle Pharmakologie und Toxikologie, 1.3 Medizinische Gentechnologie und Gentherapie, 1.3.5 Anwendung der Gentherapie, Seite 30, Elsevier GmbH, München 2017, 12. Auflage.

Milliarden Dollar/Euro ausgegeben worden, um Gene komplexer genetischer Erkrankungen wie etwas Alzheimer oder Schizophrenie zu identifizieren – bisher ohne großen Erfolg. Auch bei den genetischen Ursachen von Krebserkrankungen liegt noch vieles im Dunkeln".[19]

5.6 Stammzellen

Hoch spannend ist der Durchbruch in der Forschung der Stammzellen aus dem Jahr 2006, als es erstmals gelungen ist, embryonalähnliche Stammzellen zu erzeugen, die in Zukunft ggf. individuell eingesetzt werden könnten. Embryonale Stammzellen haben den einmaligen Effekt, dass diese noch nicht spezifiziert, also noch nicht einer genetischen Bestimmung zugeordnet worden sind. Derzeit werden freiwillig aus Nabelschnurblut Stammzellen gewonnen und eingelagert für eine evtl. spätere notwendige Verwendung. Stammzellen zu einem späteren Zeitraum zu entnehmen ist dann nicht mehr möglich. Aus diesem Grund ist dieser Durchbruch der Forschung so bedeutend und zeigt den Entwicklungsweg der Pharmakogenetik. Gerade im Forschungs- und Therapiebereich der Leukämie kann diese Forschung zukünftig elementare neue Heilungsansätze bedeuten. Derzeit ist die weitere Herausforderung das Verstehen, wie aus den neu generierten Stammzellen die erwünschte neue Spezifizierung erlangt werden kann.

„Im Jahr 2006 haben die japanischen Forscher Katzutoshi Takahashi und Shinya Yamanaka erstmals gezeigt, dass murine und humane Fibroblasten zu sogenannten induzierten pluripotente Stammzellen (iPSC) umprogrammiert werden können. Aus diesen iPSC können sich, wie aus embryonales Stammzellen (ESC), alle anderen Körperzellen entwickeln. Die sensationellen Befunde eröffneten für verschiedene Bereiche der Humanmedizin völlig neue Therapiewege. Da bei der Verwendung von lentiviralen Vektoren durch die Insertionsmutagenese (s.o.) eine Gefahr zur Auslösung der Entartung der Zellen besteht, müssen für den Einsatz von iPSC beim Menschen noch unbedenklichere Wege zur Herstellung gefunden werden. Für die Anwendung der iPSC-Technologie am Menschen müssen auch noch die genauen Bedingungen erforscht werden, die zur Ausdifferenzierung spezifischer Zelltypen (Muskel-, Nerven-, Immunzellen etc.) aus den iPSC führen. Mit iPSC stehen theoretisch aber patienteneigene Stammzellen zur

---

[19]   Klaus Aktories, Ulrich Förstermann, Franz Hofmann, Klaus Starke at all, Allgemeine und spezielle Pharmakologie und Toxikologie, 1.3 Medizinische Gentechnologie und Gentherapie, 1.3.5 Anwendung der Gentherapie, Seite 31, Elsevier GmbH, München 2017, 12. Auflage.

Verfügung, die genetisch modifiziert werden können und dann nach Differenzierung als „Zelltherapeutika" eingesetzt werden können".[20]

6. Muss zukünftig das individuelle Genom entschlüsselt werden, bevor Medikamente verordnet werden können?

Zum jetzigen Stand der Technik und Wissenschaft ist es wohl eher schwierig, zeitlich und finanziell für jeden Medikamenteneinnehmenden eine vorherige Genomentschlüsselung vorzunehmen. Denn nur das Genom zu entschlüsseln, würde erst einen Sinn ergeben, wenn dazu auch das oder die passenden individuellen genpharmakologischen Arzneimittelstoffe angepasst und verordnet werden können. Wenn auch wünschenswert und erstrebenswert, sind wir noch nicht auf dem aktuellen Stand der Wissenschaft, um dieses entsprechend umzusetzen.

Ein optimiertes geeignetes Verfahren zur individuellen Genanalyse mit anschließender vereinfachter Anpassung von erforschten oder entwickelten Wirkstoffen wäre ein denkbares zukunftsfähiges Projekt.

Die Erforschung und Weiterentwicklung von Arzneimitteln bekäme ein großes Spektrum an neuen Möglichkeiten für eine zukünftig ausbaufähige Therapiebreite.

Hierbei würden Ressourcen zielgerichtet und individuell eingesetzt bei voraussichtlich maximalem Therapie- oder Anwendungserfolg. Die Risiken bei der herkömmlichen Pharmakotherapie sind ohnehin wie beschrieben vorhanden, wobei die interessante Fragestellung entsteht, wieviel Risiko bei einer individuellen pharmakogenetischen Therapie noch verbleiben würde.

Lange Entwicklungsphasen und Zulassungsphasen von Arzneimitteln könnten evtl. verkürzt werden, da eine individuelle Anpassung mit dem Ziel des Ausschlusses von Nebenwirkungen, Wechselwirkungen und allergenen Reaktionen ein Ziel der neuen Zulassung des Arzneimittelstoffes wäre. Das könnte erweitert gedacht mit einem geeigneten anwendbaren Verfahren, das breitenfähig ist, den Kosten-Zeit-Faktor verändern. Sollte dieses Verfahren zum einheitlichen Standard werden, könnte auch die wirtschaftliche Betrachtung in Abwägung zum Entwicklungsaufwand und des Therapieergebnisses beeinflusst werden. Weniger Nebenwirkungen, schnellere und effektivere Wirksamkeit der Therapie wären damit erwünschte Studien der Zukunft. Auch die Patientencompliance in der

---

[20] Vgl. Klaus Aktories, Ulrich Förstermann, Franz Hofmann, Klaus Starke at all, Allgemeine und spezielle Pharmakologie und Toxikologie, 1.3 Medizinische Gentechnologie und Gentherapie, 1.3.6 Herstellung induzierter pluripotenter Stammzellen, Seite 31-32, Elsevier GmbH, München 2017, 12. Auflage.

Betrachtung von chron. erkrankten Patienten könnte durch das Herabsenken von Nebenwirkungen, Wechselwirkungen und der Steigerung der Lebensqualität positiven Einfluss finden in Bezug auf den Behandlungserfolg. Gendefekte ggf. mit neu entwickelten Methoden zu lindern und für weitere Generationen aufhalten zu können ist ein weiterer möglicher Therapieansatz, der heute bereits an Tierversuchen erforscht wird.

Da es sich bei Erbkrankheiten um Gendefekte handelt, erscheint es hier auch nur logisch, dass eine gentechnische Lösung für das vorherrschende Problemerforderlich sein wird, um langfristigen Erfolg zu generieren.

Neueste Erfolge in der Stammzellforschung zeigen auf, dass es erstmals gelungen ist, embryonalähnliche Stammzellen zu erzeugen, die für die zukünftige Pharmakogenetik komplett neue Chancen und Möglichkeiten eröffnen und neue Hoffnung und Ansätze für die Betroffenen in der Krebstherapie mit sich bringen.

Quellenangabe:

Klaus Aktories, Ulrich Förstermann, Franz Hofmann, Klaus Starke at all, Allgemeine und spezielle Pharmakologie und Toxikologie, Elsevier GmbH, München 2017, 12. Auflage.

M. Bastigkeit, Medikamente in der Notfallmedizin, 6., durchgesehene Auflage, Stumpf & Kossendey, Edewecht Wien 2003

Claus-Jürgen Estler, Harald Schmidt, Pharmakologie und Toxikologie für Studium und Praxis, Schattauer GmbH, Stuttgart 2007, 6.Auflage

FAU Erlangen-Nürnberg, Medizinische Fakultät und LS Gesundheitsmanagement HERZ MHMM® 2017 Lehrbrief 141 Pharmakologie und Toxikologie

Thomas Herdegen et all, Kurzlehrbuch Pharmakologie und Toxikologie, Georg Thieme Verlag, Stuttgart 2010, 2.Auflage.

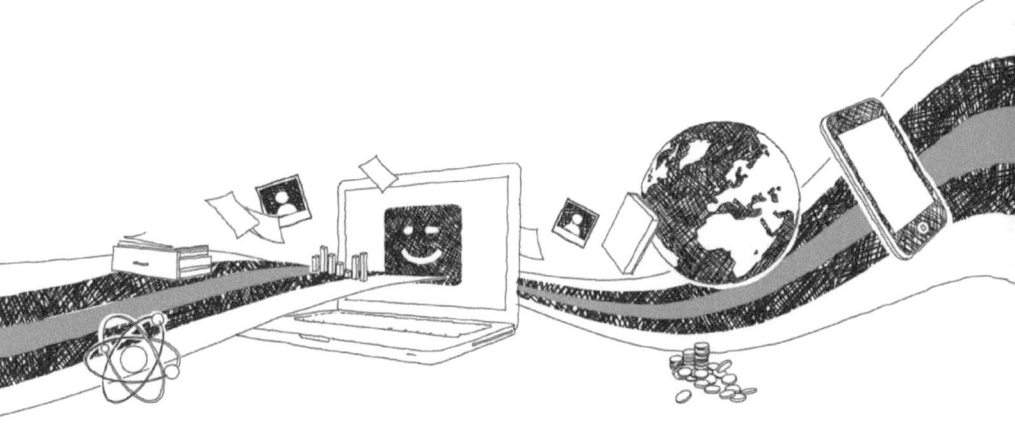
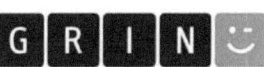